BEI GRIN MACHT SICH IHR WISSEN BEZAHLT

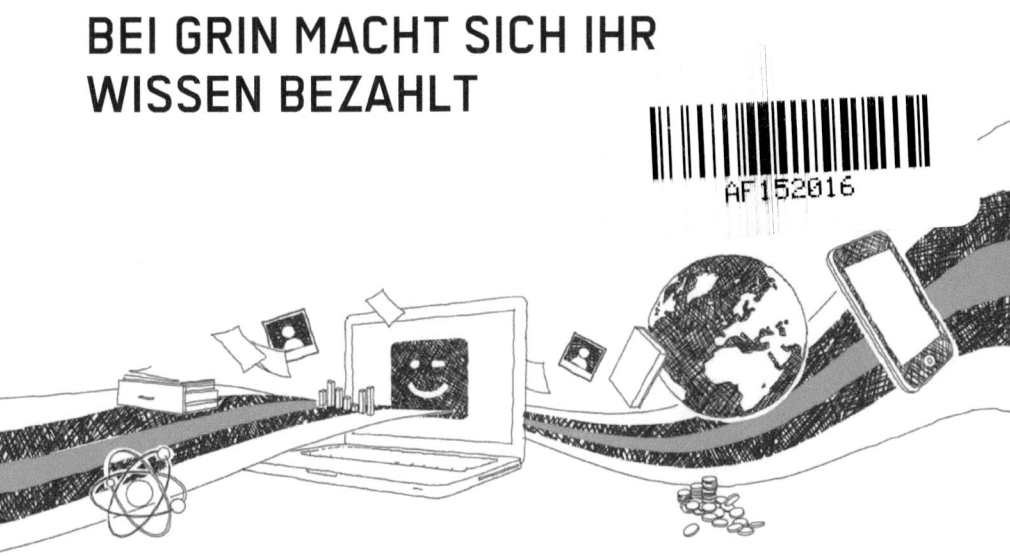

AF152016

- Wir veröffentlichen Ihre Hausarbeit,
  Bachelor- und Masterarbeit

- Ihr eigenes eBook und Buch -
  weltweit in allen wichtigen Shops

- Verdienen Sie an jedem Verkauf

Jetzt bei www.GRIN.com hochladen und kostenlos publizieren

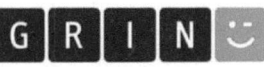

Christopher Schöne

Gründe für das Auftreten von Depressionen im Hochleistungssport am Beispiel des Profifußballs

GRIN Verlag

Bibliografische Information der Deutschen Nationalbibliothek:

Die Deutsche Bibliothek verzeichnet diese Publikation in der Deutschen National-
bibliografie; detaillierte bibliografische Daten sind im Internet über http://dnb.d-
nb.de/ abrufbar.

Impressum:

Copyright © 2012 GRIN Verlag GmbH
Druck und Bindung: Books on Demand GmbH, Norderstedt Germany
ISBN: 978-3-656-97502-1

Dieses Buch bei GRIN:

http://www.grin.com/de/e-book/300542/gruende-fuer-das-auftreten-von-depressio-
nen-im-hochleistungssport-am-beispiel

GRIN - Your knowledge has value

Der GRIN Verlag publiziert seit 1998 wissenschaftliche Arbeiten von Studenten, Hochschullehrern und anderen Akademikern als eBook und gedrucktes Buch. Die Verlagswebsite www.grin.com ist die ideale Plattform zur Veröffentlichung von Hausarbeiten, Abschlussarbeiten, wissenschaftlichen Aufsätzen, Dissertationen und Fachbüchern.

Besuchen Sie uns im Internet:

http://www.grin.com/

http://www.facebook.com/grincom

http://www.twitter.com/grin_com

Universität Bremen

Fachbereich 11: Human- und Gesundheitswissenschaften

Studiengang Arbeitswissenschaft

Prüfungsrelevante Studienleistung im Magisterstudium

Thema der Arbeit

„Wie erklärt sich das Auftreten von Depressionen im Hochleistungssport am Beispiel des Profifußballs?"

eingereicht von

Christopher Schöne

Magister: Politikwissenschaft, Geschichte, Arbeitswissenschaft

Fachsemester: 16

„Das Leben schlägt den Fußball, wenn es um Trauer geht; selbst für uns ist eine Niederlage nicht so schlimm wie ein Todesfall. Aber Fußball schlägt das Leben, wenn es um Glück geht."

(Nick Hornby)

Inhaltsverzeichnis

Zur vereinfachten Lesbarkeit wird in der nachfolgenden Arbeit die männliche Form „Mitarbeiter, Arbeitnehmer etc." verwendet. Diese Form schließt selbstverständlich alle Mitarbeiterinnen, Arbeitnehmerinnen etc. ein.

Einleitung

„Wie erklärt sich das Auftreten von Depressionen im Hochleistungsport am Beispiel des Profifußballs?" ist Titel und zugleich auch zentrale Fragestellung dieser Arbeit.

Im Herbst 2003 trat Sebastian Deisler, der als „Jahrhunderttalent", „Messias", und „Retter" des deutschen Fußballs galt, mit folgenden Worten an die Öffentlichkeit: „Depression ist ein hässliches Wort. Ich möchte die Krankheit aber nicht mehr verbergen."[1] Deisler ließ sich stationär behandeln und kehrte auf den Fußballplatz zurück. Im Jahr 2007 zwang ihn die Krankheit jedoch endgültig in die Knie und er beendete seine so verheißungsvolle Karriere im Alter von gerade einmal 27 Jahren. Bis zum 10. November 2009, jenem Tag, an dem sich der Fußballnationaltorhüter von Hannover 96 Robert Enke, in Folge einer schweren Depression das Leben nahm, sollte Sebastian Deisler der prominenteste Fall im deutschen Fußball sein, der eine psychische Erkrankung öffentlich bekannt gemacht hatte.

Zweieinhalb Jahre nach diesem bestürzenden Ereignis, welches nicht nur die Welt des Fußballs erschütterte, und fünf Jahre nach Deisler, stehen psychische Erkrankungen mehr als zuvor im Fokus des medialen Interesses. Grund dafür sind nicht nur die öffentlichen Bekenntnisse von Torhüter Markus Miller und Trainer Ralf Rangnick an psychischen Erschöpfungssyndromen zu leiden, sondern auch der Suizidversuch von Bundesligaschiedsrichter Babak Rafati am 19. November 2011 und der bereits dritte Selbstmordversuch des ehemaligen, an Depressionen erkrankten, Fußballprofis Andreas Biermann, in der Nacht auf den 10. Februar 2012.

Gerade in den letzten Jahren ist in der Arbeitswelt eine deutliche Veränderung im Hinblick auf arbeitsbedingte Erkrankungen festzustellen. Psychische Erkrankungen avancieren zu einer ernsthaften Bedrohung für die Leistungsfähigkeit von Unternehmen und die gesundheitliche Unversehrtheit der Arbeitnehmer. Angststörungen, Suchterkrankungen, Depressionen aber auch Essstörungen gehören zu den häufigsten psychischen Erkrankungen, die am Arbeitsplatz auftreten.
Die nachfolgende Arbeit erhebt den Anspruch, Depressionen im Profifußball, ein eher ungewöhnliches Terrain der Arbeitswelt, zu analysieren und den Forschungsgegenstand dabei unter verschiedenen Kriterien genauer zu betrachten.

---

[1] http://www.tagesspiegel.de/sport/depressionen-und-burnout-syndrom-verletzt-an-der-seele/4657140.html
(Zugriff 23. März 2012)

4

Im ersten Textteil soll ein allgemeiner Einblick in das Themenfeld der psychischen Belastungen und Beanspruchungen gegeben werden. Stress als Beanspruchungsfolge wird dabei eine besondere Rolle einnehmen. Auch werden den psychischen Erkrankungen in der Arbeitswelt am Beispiel von Depressionen und dem Burnout- Syndrom als Folge einer gescheiterten Stressreaktion Aufmerksamkeit geschenkt, um so die nötigen Grundlagen für das weitere Verständnis der Ausarbeitung zu vermitteln.

Der zweite Teil rückt den Profifußballspieler, auch Lizenzspieler genannt, in den Fokus der Untersuchung. Dabei wird der Lizenzspieler zuerst auf seine Arbeitnehmereigenschaften untersucht. Im weiteren Verlauf werden dann die Ergebnisse des ersten Teils auf den Arbeitnehmer Profifußballspieler projiziert und es sollen Antworten auf die zentrale Fragestellung der Arbeit gefunden und ausgeführt werden.

„Fußball ist nicht alles! Fußball, meine Damen und Herren, liebe Trauergemeinde, darf nicht alles sein. Das Leben, das uns geschenkt ist, ist vielfältig. Es ist lebenswürdig. Wir können auch auf das, was wir tun, ein Stück stolz sein [...]. Denkt nicht nur an den Schein, an dass was sich dort zeigt, über die Medien verbreitet. Denkt auch an das, was im Menschen ist, an Zweifel und an Schwächen. Fußball ist nicht alles [...]. Ein wenig mehr, nach diesen schlimmen Tagen an die Würde des Menschen zu denken. In seiner Vielfalt, nicht nur in seiner Stärke sondern auch in seiner Schwäche, empfinde ich als Auftrag dieses an sich sinnlosen Sterbens. Wir alle sind dazu aufgerufen, liebe Trauergemeinde, unser Leben wieder zu gestalten, aber in ihm einen Sinn, nicht nur in überbordenden Ehrgeiz zu finden. Maß, Balance, Werte wie Fairplay und Respekt sind gefragt. In allen Bereichen des Systems Fußball. Bei den Funktionären, bei dem DFB, bei den Verbänden, den Clubs, bei mir, aber auch bei Euch liebe Fans. Ihr könnt unglaublich viel dazu tun, wenn ihr bereit seid, aufzustehen gegen Böses. Wenn ihr bereit seid, Euch zu zeigen, wenn Unrecht geschieht. Wenn ihr bereit seid, dass Kartell der Tabuisierer und Verschweiger einer Gesellschaft, die in soweit nicht menschlich sein kann zu brechen [...]. Ein Stück mehr Menschlichkeit, ein Stück mehr Zivilcourage, ein Stück mehr Bekenntnis zur Würde des Menschen, des Nächsten, des Anderen. Das wird Robert Enke gerecht"[2].

Diese bewegenden Worte des damaligen DFB- Präsidenten Theo Zwanziger sind Ausschnitte aus der Trauerrede für Robert Enke. "Fußball ist nicht alles" ist dabei der zentrale Leitsatz. Was aber hat sich seit dem Tod von Robert Enke wirklich in der Welt des

---

[2]http://www.stern.de/sport/fussball/robert-enke-gedenkfeier-theo-zwanzigers-bewegende-trauerrede-1521999.html (Zugriff 23.März 2012)

Fußballs getan und was muss noch getan werden im Kampf gegen psychische Erkrankungen, insbesondere Depressionen, bei Fußballspielern? Dieser und anderer Fragen soll abschließend und somit auch vorausschauend nachgegangen werden.

Teil A

1. Psychische Belastungen in der Arbeitswelt

Die Arbeitwelt ist heutzutage der Taktgeber für das gesamte moderne Leben. Ihre Kennzeichen sind Beschleunigung, Verdichtung, Komplexität, Globalisierung. Alles perfekt zu machen, ist zu einer gesellschaftlichen Norm erhoben worden. Diese Faktoren treiben viele bis zur totalen Erschöpfung – auch psychisch. Die Fehlzeiten der Beschäftigten aufgrund seelischer Erkrankungen haben seit 1994 um mehr als 80 Prozent zugenommen[3], bei gleichzeitigem Rückgang der absoluten Anzahl von Fehltagen. Psychische Belastungen haben also in den letzten Jahren deutlich an Bedeutung innerhalb der Arbeitswelt gewonnen.

Jede Tätigkeit geht mit psychischen Belastungen einher. Diese sind normaler und notwendiger Bestandteil der Arbeit. Der Begriff „psychische Belastungen" wird in der Arbeitswissenschaft als neutral verstanden und als die Gesamtheit der erfassbaren Einflüsse von außen, die auf den Menschen zukommen und bei ihm psychisch einwirken, definiert. Psychische Belastungen können sich aus dem Tätigkeitsinhalt, der Arbeitsorganisation oder auch aus besonderen Bedingungen (psychosoziale und betriebliche/ überbetriebliche Rahmenbedingungen) ergeben. Psychische Belastungen wirken auf alle Mitarbeiter, die sich diesen aussetzen, gleichermaßen[4].

Psychische Belastungen werden als neutral verstanden, da sie sowohl positive, wie auch negative Auswirkungen auf das menschliche Wohlbefinden besitzen. Zu den positiven Auswirkungen zählen u. a. Anregungs- und Aktivierungsprozesse, die aber hier nicht näher beschrieben werden sollen, da sie für den weiteren Verlauf, wenn überhaupt nur eine untergeordnete Rolle spielen. Vielmehr muss sich der negativen Effekte angenommen werden, da sie und ihre Folgen den eigentlichen Gegenstand der Ausarbeitung bilden.

Wie bereits erwähnt, wirken psychische Belastungen auf alle Mitarbeiter, die sich diesen aussetzen, gleichermaßen ein. Aus diesen Belastungen entstehen wiederum individuelle unterschiedlich wahrgenommene psychische Beanspruchungen der Beschäftigten[5].

---

[3]Dettmer, Markus/ Tietz, Janko: Jetzt mal langsam, in: Der Spiegel, Nr. 30, 25.07.2011, S. 60.
[4]Nawrath, Carola: Psychische Belastungen und Beanspruchungen, in: Bundesverband der Unfallkassen (Hg.): Psychische Belastungen am Arbeits- und Ausbildungsplatz – ein Handbuch. Phänomene, Ursachen, Prävention, München 2005, S. 12.
[5] http://www.baua.de/de/Themen-von-A-Z/Psychische-Fehlbelastung-Stress/ISO10075/FAQ/01/FAQ-01_content.html#faq1 (Zugriff: 23.03.2012)

Psychische Beanspruchung ist „die zeitlich unmittelbare, individuelle Reaktion auf vorliegende psychische Belastungen im Menschen". In die psychische Beanspruchung fließen neben den psychischen Belastungen auch persönliche Leistungsvoraussetzungen und Ressourcen mit ein. Dazu gehören die jeweilige Qualifizierung, Erfahrungen, die jeweilige Motivation, der Gesundheitszustand, aber auch die eigene Fähigkeit mit psychischen Belastungen umzugehen. Erst durch die individuelle Reaktion bei psychisch belastenden Einflüssen entscheidet sich, wie beanspruchend eine Tätigkeit oder eine Situation vom Einzelnen erlebt wird[6].

In diesem Zusammenhang ist in der Arbeitswissenschaft häufig vom Belastungs-Beanspruchungs- Konzept die Rede. Es handelt sich dabei um ein Ursache- Wirkung-Modell. Dabei stellt die Belastung die Ursache und die Beanspruchung die Wirkung dar.

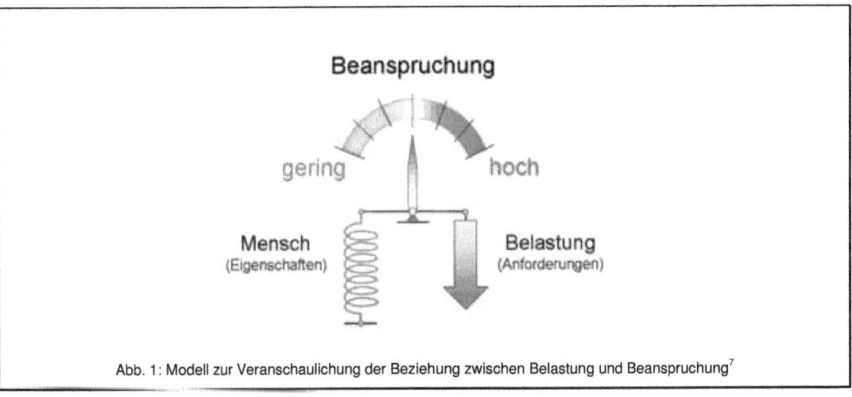

Abb. 1: Modell zur Veranschaulichung der Beziehung zwischen Belastung und Beanspruchung[7]

Folgen negativer psychischer Belastungen sog. Beanspruchungsfolgen sind u. a:

- Ermüdungsähnliche Zustände
- Herabgesetzte Vigilanz
- Monotoniezustände
- Anspannung, Nervosität und innere Unruhe
- Erleben von Stress

---

[6] Nawrath (Psychische Belastungen und Beanspruchungen), S. 13.
[7] http://www.ergonassist.de/bel-bean_gefaehrdung/Belastung_Beanspruchung_Gefaehrdung.htm
(Zugriff: 24.03.2012)

Die Beanspruchungsfolgen negativer psychischer Belastungen lösen wiederum, sofern sie über einen längeren Zeitraum nicht beseitigt werden, weitere Reaktionen aus. Im schlimmsten Fall kann es schließlich zu psychischen Erkrankungen wie Depressionen kommen.

Stresszustände als Folge negativer Beanspruchung rücken immer mehr in den Betrachtungsradius der Wissenschaft. Zahlreiche Forschungsergebnisse belegen mittlerweile, dass arbeitsbedingter Stress eine wesentliche Rolle bei der Entstehung gesundheitlicher Beschwerden einnimmt.

2. Was ist Stress?

Ein Hinweis vorab: Im Folgenden wird nicht auf den Unterschied zwischen positiven (Eustress) und negativen (Disstress) Stress eingegangen werden. Einzig die negative Form von Stress ist im weiteren Verlauf der Arbeit von Interesse. Ebenfalls werden Stressreaktionen und Stressoren nur trivial und grob beschrieben. Auf diesen wenigen Seiten ist es nicht möglich, die ganze Komplexität und biologischen Zusammenhänge eingehend zu beschreiben[8]. Es würde den Rahmen der Arbeit sprengen und die eigentliche Thematik verfehlen.

Es gibt viele unterschiedliche Definitionen für Stress. Seinen wissenschaftlichen Ursprung hat der Begriff Stress aus dem Bereich der Materialprüfung. Im Englischen bedeutet „stress" Druck, Gewicht, Belastung oder auch Anspannung und Verzerrung von Metallen oder Glas[9]. Heute müssen sich Regierungen, Institutionen aus der Finanzwirtschaft, ja sogar Atomkraftwerke und ganze Bahnhöfe sog. Stresstests unterwerfen, in denen ihre Belastbarkeit getestet wird.

Auf den Menschen bezogen stellt Stress ein Ungleichgewicht im Verhältnis von Mensch und Situation dar. Betrachtet man Stress als Resultat einer Transaktion zwischen Person und Situation, entsteht Stress immer dann, wenn die Bewältigung einer Anforderung für eine Person wichtig ist, die Person aber die eigenen Bewältigungsvoraussetzungen als nicht ausreichend einschätzt. Die Person vernimmt eine Imbalance zwischen Anforderung und

---

[8] Dragano, Nico: Arbeit, Stress und krankheitsbedingte Frührenten. Zusammenhänge aus theoretischer und empirischer Sicht, Wiesbaden 2007, S. 72.
[9] Walgenbach, Heike: Stress, in: Bundesverband der Unfallkassen (Hg.): Psychische Belastungen am Arbeits- und Ausbildungsplatz – ein Handbuch. Phänomene, Ursachen, Prävention, München 2005, S. 51.

Bewältigungsmöglichkeiten, die als unangenehm oder als bedrohlich wahrgenommen wird und emotional mit Gefühlen von Angst verbunden ist. Damit ist Stress „ein subjektiv unangenehmer Spannungszustand, der aus der Befürchtung entsteht, eine aversive Situation nicht ausreichend bewältigen zu können"[10].

Stress ist ein Alarmzustand mit körperlichen und psychischen Anzeichen. Die von der EU-Kommission verwandte Stress-Definition lautet:

"Arbeitsbedingter Stress lässt sich definieren als Gesamtheit emotionaler, kognitiver, verhaltensmäßiger und physiologischer Reaktionen auf widrige und schädliche Aspekte des Arbeitsinhalts, der Arbeitsorganisation und der Arbeitsumgebung. Dieser Zustand ist durch starke Erregung und starkes Unbehagen, oft auch durch ein Gefühl des Überfordertseins charakterisiert"[11]

2. 1 Die Stressreaktion

Wichtiger als die Definition von Stress ist die Frage „Wie funktioniert Stress?". Zur Beantwortung der Frage ist es sinnvoll, Stress als einen Prozess, eine Reaktion zu verstehen[12]. Ursprünglich ist Stress ein Reaktionsmuster des Menschen zur Vorbereitung auf Kampf oder Flucht im Falle eines Angriffs auf Leib und Leben. Diese Stressreaktion diente dazu, sämtliche Körper- und Lebensfunktionen auf Maßnahmen zur Sicherung des eigenen Überlebens auszurichten. Seit Urzeiten ist dieser Mechanismus im Menschen einprogrammiert. Dabei läuft folgender Prozess – einfach dargestellt – ab:

---

[10] Ducki, Antje: Stress und Ressourcenmanagement, in: Busch, Christine/ Roscher, Susanne/
Ducki, Antje/ Kalytta, Tanja (Hg.): Stressmanagement für Teams in Service, Gewerbe und Produktion- ein ressourcenorientiertes Trainingsmanual, Heidelberg 2009, S. 16.
[11] http://www.ergo-online.de/site.aspx?url=html/gesundheitsvorsorge/psychische_belastungen_stress/
psychische_belastungen.htm (Zugriff: 23.03.2012)
[12] Walgenbach, S. 52.

10

1. **Alarmphase:** *Aktivierung des vegetativen Nervensystems (Beschleunigung von Herzschlag und Atmung), Anspannung der Muskulatur.*
2. **Handlungsphase:** *Angriff oder Flucht unter Verbrauch der bereitgestellten Energien.*
3. **Erholungsphase:** *Ausruhen/Regeneration, Auffüllen der Energiespeicher*[13].

Bei Stress handelt es sich um eine natürliche Reaktion, die unter normalen Umständen vom Körper problemlos toleriert wird. Dies liegt daran, dass eine Stressreaktion in der Regel zeitlich befristet ist und gestoppt wird, sobald der die Reaktion auslösende Faktor, der Stressor, bezwungen ist.

Wird eine betroffene Person ständig mit neuen, zusätzlichen Stressoren konfrontiert und das Eintreten in die Erholungsphase bis zur vollständigen Regeneration ist nicht möglich, so erweitert sich der Prozess um zwei weitere Phasen:

1. **Alarmphase**
2. **Handlungsphase**
3. **Erholungsphase**
4. **Überforderung:** *Daueralarm auf Grund ständig neu auftretender Stressoren, keine Erholung möglich.*
5. **Erschöpfungsphase:** *Auftreten von Fehlleistungen und Erkrankungen*[14].

Scheitert also die Demobilisierung, also das Nicht-Zurückfahren der Stressreaktion, so beginnt sie zu einer Gefahr für den Organismus zu werden[15].

---

[13] Robben, Claudia: Was ist Stress?, in Barmer GEK (Hg.): Kein Stress mit dem Stress. Ein kleiner Ratgeber zum richtigen Umgang mit Stresssituationen, Wuppertal, 2011, S. 7.
[14] Walgenbach S. 55.
[15] Dragano, S. 72.

2.2 Stressoren: Auslöser der Stressreaktion

Dem Stressor und seiner individuellen Verarbeitung kommt ein großer Einfluss auf die Form und Dauer der resultierenden Stressreaktion zu. So erklärt es sich, dass Stressreaktionen höchst individuell verlaufen und bei zwei verschiedenen Personen in derselben Situation überaus unterschiedliche adaptive Prozesse zu beobachten sind. Zentral ist dabei, dass schädlicher Stress vor allem dann entsteht, wenn ein Stressor als Bedrohung empfunden wird und es nicht gelingt, die Situation trotz Anstrengung und Mobilisierung von Ressourcen aufzulösen und in den Griff zu bekommen[16].

Es gibt eine Vielzahl von Stressoren die auf den Menschen einwirken und Stressreaktionen auslösen können.

- **Soziale Stressoren:** *Konkurrenz, mangelnde Anerkennung.*
- **Individuelle Stressoren:** *Versagensängste, familiäre Probleme.*
- **Körperliche Stressoren:** *Verletzungen, Krankheiten.*
- **Physikalische Stressoren:** *Lärm, Hitze.*

In der Arbeitswelt kommt eine weitere Kategorie hinzu:

- **Arbeitsorganisatorische Stressoren und Leistungsstressoren:** *unklare/ widersprüchliche Anweisungen, mangelnde Mitwirkungsmöglichkeiten, Überforderung, enge Zeit- und Terminvorgaben[17].*

Die Arbeitswelt ist aus mehreren Gründen eine potentielle Quelle für Stressoren, die im Endeffekt krank machen können. Wie bereits erwähnt, müssen zwei Bedingungen erfüllt sein, damit Ereignisse als Stressoren wirken. Erstens müssen sie ein bestimmtes Bedrohungspotential besitzen und zweitens muss ihre Intensität so hoch sein, dass die individuellen Ressourcen nicht ausreichen, um angemessen zu reagieren bzw. dass es nicht möglich ist, die Stressreaktion wieder auf ein Normalmaß zurückzufahren und für Erholung zu sorgen. Es kann davon ausgegangen werden, dass das Bedrohungspotential einer Situation mit der individuellen Bedeutung des betroffenen Lebensbereichs ansteigt. Für einen Großteil der Bevölkerung ist die Erwerbsarbeit in mehrfacher Hinsicht der zentrale

---

[16] Ebd. S. 74.
[17] Walgenbach, S. 53.

Bereich des Lebens. Arbeit bietet die Möglichkeit, ein regelmäßiges Einkommen zu erwirtschaften, um so die elementaren Bedürfnisse zu befriedigen. Arbeit ermöglicht in einem hohen Maße die Teilhabe an gesellschaftlichen Chancen, Gütern und Macht. Arbeit bestimmt den sozialen Status innerhalb der modernen Gesellschaft. Arbeit bedeutet gesellschaftliches Prestige und bildet einen prägenden Faktor der Identitätsbildung[18].

3. Psychische Erkrankungen am Arbeitsplatz

Deutsche Arbeitnehmer fehlen immer öfter auf Grund psychischer Erkrankungen am Arbeitsplatz. Mittlerweile gehen fast zwölf Prozent aller krankheitsbedingten Fehltage auf das Konto psychischer Leiden. Arbeitnehmer mit psychischen Erkrankungen fehlen im Schnitt drei bis sechs Wochen, bei einer depressiven Erkrankung liegt die durchschnittliche Arbeitsunfähigkeit sogar bei sieben bis zwölf Wochen. Die vorliegenden Zahlen sind die Auswertung der Gesundheitsreporte der gesetzlichen Krankenkassen durch die Bundespsychotherapeutenkammer für das Jahr 2010[19].

Hinsichtlich berufsbedingter Erkrankungen ist der Anteil der Beschwerden, die das Muskel-Skelett- Systems betreffen, traditionell am größten, wobei ein deutlicher Rückgang zu verzeichnen ist. Beim Anteil der psychischen und der Verhaltensstörungen hingegen ist ein drastischer Anstieg zu verzeichnen und die Tendenz ist weiter steigend. Ein Zusammenhang zwischen arbeitsbedingtem Stress und psychischen Erkrankungen ist somit nicht zu bestreiten. Es wird geschätzt, dass bis 2020 psychische Erkrankungen, insbesondere die depressiven Verstimmungen, nach den Herzerkrankungen an zweiter Stelle der weltweiten Krankheitsbelastung stehen werden[20].

Stresserkrankungen äußern sich in vielen Formen und haben unterschiedliche Namen wie Burnout oder Depression. Fachleute sprechen manchmal auch von einer „Anpassungsstörung", einer „depressiven Verstimmung" oder einer „Erschöpfungsdepression". Die Grenzen sind fließend[21].

---

[18] Dragano, S. 75- 76.
[19] http://www.bptk.de/presse/pressemitteilungen/einzelseite/artikel/arbeitnehmer.html (Zugriff: 26.03.2012)
[20] http://www.bdp-verband.de/aktuell/2008/bericht/BDP-Bericht-2008_Gesundheit-am-Arbeitsplatz.pdf (Zugriff: 26.03.2012)
[21] Gatterburg, Angela: Ich verliere mein Selbst, in: Der Spiegel Wissen, Nr. 1 2001, S. 13.

3. 1 Das Burnout- Syndrom

Seit geraumer Zeit hat ein bestimmter Begriff in der Arbeitswelt Hochkonjunktur: „Burnout".
Menschen unterschiedlicher Berufsgruppen fühlen sich „ausgebrannt", ohne eigentlich
definieren zu können, worum es sich handelt. Sie fühlen sich ausgelaugt und leer, müde und
lustlos. Die Arbeit geht ihnen nicht mehr von der Hand[22]. Um was aber handelt es sich bei
Burnout und wo kommt der Begriff Burnout her?

Die erste wissenschaftliche Veröffentlichung zum Thema Burnout geht auf Herbert
Freudenberger zurück. Er stellte bei Arbeitern im sozialen Bereich ein, in seinem Verlauf
auffällig, gleichartiges Phänomen fest: Nach anfänglich großem Engagement bei der Arbeit
folgte ca. ein Jahr nach Eintritt in den Beruf ein, durch übermäßigen Einsatz der Ressourcen
verursachter, psychischer und physischer Zusammenbruch. Freudenberger bezeichnete
diese Erscheinung als „burn- out"[23].

Eine allgemeingültige Definition für das Burnout- Syndrom gibt es hingegen nicht. Einigkeit
besteht allein darin, dass es bei Burnout zu einem Verlust an Energie mit Symptomen von
Erschöpfung kommt, was verbunden ist mit einem verringerten Engagement der
Arbeitenden. Die bekannteste und in der Wissenschaft am häufigsten verwendete Definition
des Burnout- Syndroms stammt von Christina Maslach. Sie definiert Burnout als ein
Syndrom von:

---

[22] Carola Nawrath: Burnout, in: Bundesverband der Unfallkassen (Hg.): Psychische Belastungen am Arbeits-
und Ausbildungsplatz – ein Handbuch. Phänomene, Ursachen, Prävention, München 2005, S. 89.
[23] Demerouti, Evangelia: Burnout. Eine Folge konkreter Arbeitsbedingungen bei Dienstleistungs-
und Produktionstätigkeiten, Frankfurt am Main, 1999, S. 3.

- emotionaler Erschöpfung.
- Depersonalisierung.
- reduzierter Leistungsfähigkeit[24].

Emotionale Erschöpfung geht einher mit dem subjektiven Erleben der Ausgelaugtheit durch die Arbeit. Die Arbeit mit anderen Menschen wird als Strapaze empfunden. Es entsteht ein Widerwille gegen diese Tätigkeit. Depersonalisierung ist das Kernsymptom von Burnout und beschreibt die Gleichgültigkeit gegenüber anderen Menschen. Der Klient, der Patient, das arbeitsbedingte Gegenüber allgemein wird häufig wie ein Objekt behandelt. Zunehmende emotionale Verhärtung und übergroße Distanz werden beobachtet. Reduzierte Leistungsfähigkeit äußert sich in mangelnder Tatkraft. Das Gefühl, andere nicht mehr positiv durch die eigene Arbeit beeinflussen zu können, wird vorherrschend. Der Betroffene ist nicht mehr in der Lage, eine entspannte Atmosphäre herzustellen[25].

3. 2 Depressionen

Die Depression wird zu den sog. „Affektiven Störungen" gerechnet. Unter einer Depression versteht man einen Gefühlszustand, der durch große Traurigkeit, Verzweiflung, innere Leere und mangelnden Antrieb gekennzeichnet ist. Die Depression als Erkrankung erfasst die gesamte Person in allen Bereichen der menschlichen Existenz. Freudlosigkeit, emotionale Kälte, Angst, Selbstunsicherheit, Pessimismus und Hoffnungslosigkeit sind weitere Anzeichen. Der holländische Psychiater Piet Cornelis Kuiper beschrieb, selbst von einer schweren Depression betroffen, die Krankheit als „Seelenfinsternis"[26].

Depressionen treten in unterschiedlichsten Abstufungen und Formen in der Allgemeinbevölkerung auf[27]. In der Bundesrepublik Deutschland leiden derzeit

---

[24] Richter, Peter/ Hacker, Winfried: Belastung und Beanspruchung. Streß, Ermüdung und Burnout im Arbeitsleben, Heidelberg, 1998, S. 144.
[25] Nawrath (Burnout), S. 90.
[26] Payk, Theo R.: Depression, München 2010, S. 9
[27] Beblo, Thomas/ Lautenbacher, Stefan: Neuropsychologie der Depression (Fortschritte der Neuropsychologie 6), Göttingen 2006, S. 1.

15

schätzungsweise vier Millionen Menschen (bei einer hohen Dunkelziffer - man geht von noch einmal gut vier Millionen aus) unter depressiven Symptomen verschiedenster Art[28].

Ausgehend von einer Bevölkerungsdichte von ca. 80 Millionen Einwohnern in der BRD bedeutet das, dass ungefähr zehn Prozent der Gesamtbevölkerung an depressiven Symptomen leiden oder schon einmal gelitten haben. Dies bestätigen auch wissenschaftliche Untersuchungen, wie die Gesundheitsberichtserstattung des Bundes in Zusammenarbeit mit dem Robert Koch Institut zum Thema Depressive Erkrankungen von 2010 zeigt[29].

3. 2. 1 Klassifikation

Bei depressiven Erkrankungen handelt es sich meist um episodische Störungen. Sie besitzen einen phasenweisen Verlauf, indem es immer wieder zu symptomfreien Zeiten kommen kann. Die Dauer einer solchen depressiven Episode kann im Vergleich stark variieren, jedoch hält sie mindestens zwei Wochen (meist auch länger). Bei einer Depression handelt es sich in vielen Fällen um eine wiederkehrende Erkrankung.

Bei schweren Depressionen spricht man von Majorer Depression, bei leichten Depressionen von Minorer Depression. Halten depressive Symptome über mehr als zwei Jahre an, sind aber nur mittelgradig ausgeprägt, so wird dieser Zustand als Dysthymie bezeichnet. Charakterisierend sind dabei immer die depressive Stimmungslage und die Antriebsminderung, die für die Diagnose einer Majoren Depression mindestens zwei Wochen deutlich ausgeprägt vorliegen müssen. Das zur Diagnosefindung gebräuchliche und verbindliche Klassifikationssystem ist das ICD- 10- System der Weltgesundheitsorganisation. ICD- 10 steht dabei für „International Classification of Diseases" in seiner zehnten Fassung[30].

---

[28] Payk, S. 8.
[29] Siehe: http://www.rki.de/cln_178/nn_205770/DE/Content/GBE/Gesundheitsberichterstattung/ GBEDownloadsT/depression,templateId=raw,property=publicationFile.pdf/depression.pdf (Zugriff 28.03.2012)
[30] Beblo/ Lautenbacher, S. 1.

3. 2. 2 Entstehung von Depressionen

Eine allgemein akzeptierte, schlüssige Erklärung wie Depressionen entstehen, gibt es bisher nicht. Es zeichnet sich aber ab, dass bei der Entstehung depressiver Störungen mehrere Faktoren zusammenkommen. Die Basis für Depression scheint bereits im Erbgut genetisch festgelegt zu sein. Umfangreiche Untersuchungen haben gezeigt, dass Depressionen eine erbliche Komponente haben. Wenn einer der beiden Elternteile bereits an einer Depression erkrankt ist, steigt das Risiko für ein Kind um 15- 20 Prozent, später ebenfalls an einer Depression zu erkranken[31]. Sind beide Elternteile bereits an einer Depression erkrankt, so erhöht dich das Risiko für ein Kind nochmals auf 30- 40 Prozent.

Neben dem genetischen Faktor spielen auch neurobiologische Faktoren eine wichtige Rolle. Es scheint so, dass bei jeder Form von Depressionen Anomalien des Hirnstoffwechsels vorliegen. Es verändern sind vor allem Produktion und Transport der üblicherweise ausbalancierten chemischen Überträgersubstanzen bzw. Botenstoffe, sog. Neurotransmitter, Noradrenalin und Serotonin oder ihrer Vorstufen, die hauptsächlich an der Ausgestaltung und Steuerung der Gefühlswelt beteiligt sind[32].

3. 2. 3 Depression auslösende Faktoren

Bei einer bestimmten Anzahl von Personen fungieren akute psychosoziale Belastungen, wie der Verlust oder Tod einer wichtigen Bezugsperson, Arbeitsplatzverlust oder chronische Überlastungssituationen als Auslöser einer depressiven Erkrankung. Daneben sind es körperliche Erkrankungen und Beschwerden, die Depressionen verursachen können. Schilddrüsenfunktionsstörungen, insbesondere ein Übermaß der Schilddrüsenhormone, schwere körperliche Erkrankungen, wie Herzinfarkte, Schlaganfälle, aber auch Schädel-Hirn- Traumata gelten als beeinflussende Größen bei der Entstehung von Depressionen. Hinzu kommen Krankheiten wie AIDS, Hirntumore, Parkinson, Alzheimer und Diabete mellitus[33].

---

[31] http://www.barmer-gek.de/barmer/web/Portale/Versicherte/WissenDialog/Mediathek/Broschueren/
Downloads/broschueren/ALLE__broschueren__neue_20Kategorien/Depressionen_20_20Erkennen._20
Verstehen._20Behandeln,property=Data.pdf (Zugriff: 26.03.2012)
[32] Payk, S. 52.
[33] http://www.rki.de/cln_178/nn_205770/DE/Content/GBE/Gesundheitsberichterstattung/
GBEDownloadsT/depression,templateId=raw,property=publicationFile.pdf/depression.pdf (Zugriff 28.03.2012)

Ebenfalls werden Persönlichkeitseigenschaften als Risikofaktor diskutiert. Bei der Entstehung depressiver Episoden fällt dem so genannten „Typus melancholicus" eine besondere Bedeutung zu. Personen mit dieser Persönlichkeitsstruktur zeichnen sich durch überdurchschnittliches Festgelegtsein auf Ordnung sowie Gewissenhaftigkeit und Pflichtbewusstsein aus; dies sowohl im Arbeitsleben als auch in zwischenmenschlichen Beziehungen mit zwanghaften Zügen[34].

3. 2. 4 Folgen depressiver Erkrankungen

Als Folge einer depressiven Erkrankung ist festzustellen, dass die Gesundheit und die Leistungsfähigkeit der Betroffenen stark eingeschränkt ist. Auch nach der Genesung halten die depressionsbedingten Einschränkungen und Behinderungen meist an. Ferner gelten sie als ein Grund für das häufige Auftreten von Widererkrankungen. Es kann zu langen Arbeitsausfallzeiten und geringer Arbeitsproduktivität kommen, was nicht nur zum Nachteil des Betroffenen ist, sondern auch ein Ressourcenverlust für die Gesellschaft bedeutet. Lange Fehlzeiten führen zu hohen Kosten durch Produktionsausfälle. Ebenso leiden die sozialen Bindungen der Betroffenen unter den Folgen von Depressionen. Partnerschaften sowie Freundschaften drohen nicht selten zu zerbrechen.

Am Schlimmsten aber ist die Gefahr, dass sich depressiv Erkrankte selbst umbringen. Dabei ist es ganz und gar nicht so, dass depressiv kranke Menschen nicht mehr leben wollen. Doch, in dieser, wie es ihnen scheint, ausweglosen Situation wollen sie nicht länger bleiben. Sie wollen die Depression abschütteln. Und ihre Gedanken verengen sich auf die einzige Lösung, die sie noch erkennen können: Sie beenden die Depression, indem sie ihr Leben beenden[35]. Die Depression hat viele Gesichter und sie ist eine potentiell tödliche Krankheit, die dennoch viel zu häufig unterschätzt wird.

---

[34] Ebd.
[35] http://www.barmer-gek.de/barmer/web/Portale/Versicherte/WissenDialog/Mediathek/Broschueren/
Downloads/broschueren/ALLE_broschueren_neue_20Kategorien/Depressionen_20_20Erkennen._20
Verstehen._20Behandeln,property=Data.pdf (Zugriff: 26.03.2012)

4. Zusammenfassung

Globalisierung, Beschleunigung, Verdichtung, Komplexität, Flexibilität sind die Begriffe der modernen und sich rasant verändernden Arbeitswelt. Perfektion ist die neue gesellschaftliche Norm. Aber dem Tempo der modernen Arbeitswelt sind Grenzen gesetzt: Totale psychische Erschöpfung der Arbeitenden.

Psychische Belastungen treten bei jeder erdenklichen Tätigkeit auf. Sie sind normaler und notwendiger Bestandteil der Arbeit. Psychische Belastungen besitzen sowohl positive als auch negative Eigenschaften. Sie wirken sich bei gleicher Tätigkeit auf alle Individuen gleich aus und erst diese Individualität entscheidet, ob aus einer psychischen Belastung eine negativ wahrgenommene psychische Beanspruchung zum Beispiel in Form von Stress entsteht.

Bei Stress handelt es sich um einen Alarmzustand mit körperlichen und psychischen Anzeichen. Stress ist eine natürliche und individuelle Reaktion des Körpers auf bestimmte Beanspruchungen, die unter normalen Umständen vom menschlichen Organismus problemlos toleriert wird. Auslöser der Stressreaktion sind die sog. Stressoren, wie Versagensängste, Krankheiten, Konkurrenzdruck. Sie können aber auch physikalischer Natur sein wie z.B. Hitze oder Lärm. Zahlreiche Forschungsergebnisse belegen, dass arbeitsbedingter Stress eine zentrale Rolle bei der Entstehung gesundheitlicher Beschwerden, insbesondere bei den psychischen Erkrankungen zukommt. Gelingt es dem Organismus jedoch nicht, die Stressreaktion auf ein normales Maß zurückzufahren, so kann Stress zu einer ernsthaften Bedrohung für die Gesundheit des Menschen werden.

Die Arbeitswelt ist aus mehreren Gründen eine Quelle für krankmachende Stressoren. Für einen Großteil der Bevölkerung ist die Erwerbsarbeit in mehrfacher Hinsicht der zentrale Bereich des Lebens. Es gehen ca. zwölf Prozent aller krankheitsbedingter Fehltage auf das Konto psychischer Krankheiten. Ein Zusammenhang zwischen arbeitsbedingtem Stress und psychischer Leiden ist somit nicht von der Hand zu weisen.

Burnout, die neue Zeitkrankheit, scheint sich rapide zu verbreiten, gleichzeitig ist es aber (anders als bei Depressionen) keine anerkannte medizinische Diagnose. „Ja, wo brennt es denn?", möchte man fragen angesichts der Pathologisierung der Gesellschaft durch einen Begriff, der Karriere gemacht hat. Unzählige Bücher sind zu diesem Thema erschienen, im

Internet gibt es eine Vielzahl von Fragebögen und Foren, in denen sich Interessierte und Betroffene austauschen[36].

Der unscharfe Begriff Burnout, den Herbert Freudenberger 1974 populär gemacht hat, wird heute inflationär gebraucht. Wenig erstaunlich, denn diese Diagnose adelt: Nur wer gebrannt hat, kann ausbrennen, das ehrt den „Ausgebrannten" und macht Burnout zu einer gesellschaftliche akzeptierten Diagnose. Die Depression dagegen ist sehr viel weniger populär, sie löst Angst aus und stigmatisiert den Betroffenen[37].

---

[36] Gatterburg, S. 15.
[37] Ebd. S. 15.

20

Teil B

1. Fußball als Beruf

Im ersten Teil wurden psychische Belastungen, psychische Beanspruchung, Stress und psychische Erkrankungen insbesondere das Burnout- Syndrom und Depressionen behandelt. Im zweiten Teil sollen diese Ergebnisse nun, vor dem Hintergrund der Themenstellung auf den Profifußballspieler übertragen werden. Um zu untersuchen, ob die neue und moderne Arbeitswelt mit ihren Gefahren für die psychische Gesundheit von Arbeitnehmern, auch vor dem Lizenzspieler im Profifußball nicht zurückschreckt, erscheint es sinnvoll, zuerst den Profifußballer auf seine Arbeitnehmereigenschaften zu prüfen.

Hochleistungssport lässt sich aus dem heutigen Berufsleben nicht mehr wegdenken. Was vor nicht allzu langer Zeit undenkbar war, ist heute Realität: Mit Sport lässt sich Geld verdienen. Gerade im Profifußball können heute enorme Geldbeträge bis in die Millionenhöhe durch Spielerverträge und Werbeeinnahmen erwirtschaftet werden[38].

Die rechtlichen Beziehungen von Spielern im Lizenzfußball bestehen aus einem Netzwerk von Verträgen und vereinsrechtlichen Ordnungen. Vertragsrechtlich ausgestaltet ist die Bindung zu den Clubs, für die die Spieler tätig sind. Sie sind die eigentlichen Träger des Fußballsports in Deutschland. Organisatorisch zuständig für den Lizenzfußball, also die Bundesliga und die 2. Bundesliga, ist der Ligaverband. Neben den Vereinen sind es die Verbände, die an den Rechtsbeziehungen der Spieler im Lizenzfußball beteiligt sind. Der Deutsche Fußball Bund (DFB) und der Ligaverband verleihen dem Berufsfußball mit ihren verschiedenen Satzungen und Ordnungen die notwendige Organisationsstruktur[39]. Dabei handelt es sich um ein sehr komplexes Konstrukt, welches ebenfalls kurz beleuchtet werden soll, da der Spieler, wie bereits gesagt, auch rechtliche Beziehungen zu DFB und den Ligaverband pflegt, die für seine Arbeitnehmereigenschaft von Bedeutung sind.

---

[38] Menke, Johan- Michel: Profisportler zwischen Arbeitsrecht und Unternehmertum. Ein Beitrag zum Arbeitnehmerbegriff am Beispiel des Berufsfußballers (Arbeitsrechtliche Forschungsergebnisse 79), Hamburg 2006, S. 15.
[39] Küpperfahrenberg, Peter: Die arbeitsrechtliche Stellung von Spielern und Trainern im Lizenzfußball (Arbeitsrechtliche Forschungsergebnisse 44), Hamburg 2004, S. 1.

Aufgrund seines Charakters als Breitensport ist der Fußball nur schwerlich als eine gewöhnliche Arbeit zu begreifen. Die Frage ist, ob das was für viele eine Freizeitbeschäftigung ist, für eine geringe Minderheit auch Arbeit sein kann. Jean- Paul Sartre behauptete zwar, man sei nicht Tormann oder Läufer, wie man Lohnarbeiter sei, dies ist aber freilich nicht arbeitsrechtlich aufzufassen. Im rechtstechnischen Sinne wird Arbeit definiert als jede körperliche oder geistige Betätigung, die zur Befriedigung eines Bedürfnisses dient und wirtschaftlich als Arbeit zu qualifizieren ist. Der professionelle Fußballsport dient sowohl auf Spieler- als auch auf Vereinsseite wirtschaftlichen Interessen. Er kann somit Gegenstand von Arbeit sein[40].

1. 1 Der allgemeine Arbeitnehmerbegriff

Der Begriff des Arbeitnehmers ist gesetzlich nicht definiert. Allerdings wird der Arbeitnehmer in der Rechtsprechung, wie auch der Literatur meist einheitlich wie folgt beschrieben: „Arbeitnehmer sind die aufgrund privatrechtlichen Vertrages oder eines ihm gleichgestellten Rechtsverhältnisses im Dienst eines anderen zur Arbeit verpflichteten Personen". Im Zentrum des Typus Arbeitnehmer steht das Merkmal der Abhängigkeit[41]. Nach einer Definition des Bundesarbeitsgerichtes ist Arbeitnehmer wer:

- aufgrund eines privatrechtlichen Vertrages
- eine Dienstleistung gegen Entgelt
- in persönlicher Abhängigkeit erbringt.

Für den Fußballspieler bedeutet das, dass wenn in dem zwischen Verein und Spieler geschlossen Vertrag ein abhängiges Dienstleistungs- und ein Arbeitsverhältnis vorliegt, der Spieler als Arbeitnehmer anzusehen ist.

---

[40] Ebd. S. 24
[41] Ebd. S. 24- 25.

22

1. 2 Der Lizenzspieler als Arbeitnehmer

Nach dem Selbstverständnis des Deutschen Fußball Bundes, des Ligaverbandes und der Vereinigung der Vertragsspieler (VdV), aber auch nach der Rechtsprechung und dem Großteil der Literatur, stehen Lizenzspieler zu ihren Vereinen in einem Arbeitsverhältnis. Zur Begründung wird insbesondere aufgeführt:

Hinsichtlich Zeit und Ort sowohl ihrer Trainings- als auch ihrer Wettkampfteilnahme seien Lizenzfußballspieler an die Vorgabe des Vereins gebunden. Gleiches gelte für vereinsrepräsentative Aufgaben (Autogrammstunden, Sponsorentermine). Dem Verein stehe außerdem eine weitreichende Dispositionsbefugnis über den konkreten Einsatz der Arbeitskraft sowie der Erhaltung und Steigerung der Leistungsfähigkeit der Spieler mittels sportmedizinischer und –therapeutischer Maßnahmen zu. In sportlicher Hinsicht habe jeder Spieler den Weisungen des Trainers uneingeschränkt Folge zu leisten, in diesem Zusammenhang teilweise auch in Bezug auf die private Lebensführung. Das Gesamtbild entspreche daher dem Typus persönlich abhängiger Beschäftigung, so dass Lizenzfußballspieler als Arbeitnehmer zu behandeln seien[42].

Das Arbeitsverhältnis zwischen Fußballspieler und Verein muss jedoch als ein atypisches Arbeitsverhältnis betrachtet werden. Dies lässt sich allein schon an der Länge der abgeschlossenen Verträge erkennen. Lizenzspielerverträge sind grundsätzlich befristete Arbeitsverträge und nicht auf das gesamt Berufsleben hin ausgelegt. Die Notwendigkeit, sich in regelmäßigen Abständen einen neuen Verein als Arbeitgeber suchen zu müssen, ist bei Vertragsschluss sowohl dem Spieler als auch dem Club bekannt[43].

Dass Arbeitsverträge im Fußball befristet geschlossen werden, hat verschiedene Gründe. Es wird von der Besonderheit des Ligabetriebes ausgegangen. Das heißt, dass eine Weiterbeschäftigungsmöglichkeit in einen direkten Zusammenhang mit dem sportlichen Erfolg des Vereins gesetzt wird. Vor jeder Saison müssen die Möglichkeiten der Teilnahme am Ligawettbewerb überprüft und dem DFB gegenüber dargelegt werden. So spielen die wirtschaftlichen Möglichkeiten der Vereine, die sich aufgrund von Auf- und Abstiegen aber auch Meisterschaften stark verändern können, eine wichtige Rolle bei der Vergabe von Arbeitsverträgen.

---

[42] Schütz, Markus: Rechtliche Folgen der Verletzung vertraglicher Pflichten durch Lizenzfußballspieler (Europäische Hochschulschriften 5147), Frankfurt am Main, 2011, S. 19- 20.
[43] Ebd. S. 29.

Ebenso wird häufig mit der nachlassenden Leistungsfähigkeit argumentiert. Soll heißen, dass ein Spieler seine Tätigkeit aufgrund nachlassender Leistungsfähigkeit nicht dauerhaft auf gleich bleibendem Niveau erbringen kann. Besonders mit fortgeschrittenem Alter des Profifußballers sei davon auszugehen, dass sein körperlicher Zustand nicht mehr den Anforderungen des Profisports genüge. Auch bei jüngeren Spielern könne das Leistungsniveau aufgrund der hohen körperlichen Beanspruchung innerhalb eines kurzen Zeitraums deutlich nachlassen. Heute noch ein Spitzenspieler, könnte derselbe Akteur morgen schon Sportinvalide sein. Die Möglichkeit, die Arbeitsverträge zu befristen, biete somit dem Fußballverein die Option, die Leistungsfähigkeit des Spielers zu kontrollieren und dann zu entscheiden, ob der Spieler einen neuen Vertrag erhält[44].

Zu den befristeten Arbeitsverträgen kommen weitere Besonderheiten, wie vertraglich vereinbarte Ablösesummen, Stammplatzgarantien, Austiegsklauseln und die hohen Entgeldzahlungen, die das Arbeitsverhältnis zwischen Verein und Spieler zu einem atypischen Beschäftigungsverhältnis machen.

Grundsätzlich bleibt aber festzuhalten, dass bei einem Lizenzspieler von einer Arbeitnehmerstellung ausgegangen werden kann. Daraus folgt, dass die arbeitsrechtlichen und arbeitsschutzrechtlichen Bestimmungen grundsätzlich in vollem Umfang auch auf den Lizenzspieler anzuwenden sind[45].

---

[44] http://www.sportrecht.org/Publikationen/MenkeMagisterarbeit.pdf (Zugriff: 29.03.2012)
[45] Schütz, S. 22.

24

1. 3 Das Verhältnis des Spielers zu den Verbänden

Vor der Reform des Lizenzfußballs im Jahr 2001 beschränkte sich die Rechtsbeziehung des Fußballspielers zum Verband noch auf das Verhältnis zwischen ihm und dem DFB. Es wurde bestimmt durch zwei Verträge: den Lizenzvertrag und den Schiedsgerichtsvertrag. Seit 2001 wird der Lizenzvertrag nun zwischen Ligaverband und Spieler geschlossen und der Schiedsgerichtsvertrag zwischen Spieler auf der einen Seite und DFB und Ligaverband bzw. die DFL GmbH auf der anderen Seite. Bei der DFL handelt es sich im Übrigen um eine Tochterfirma des Ligaverbandes, die das gesamte operative Geschäft des Ligaverbandes übernommen hat. Der DFB hat sich jedoch bei der Reform nicht gänzlich aus dem Lizenzfußball zurückgezogen, sondern lediglich bestimmte Bereiche abgegeben (Lizenzierung, Spielbetrieb, Vermarktung)[46].

Der zwischen Spieler und DFB, Ligaverband bzw. DFL abgeschlossene Schiedsgerichtsvertrag schließt dabei für die Spieler den Zugang zu staatlichen Gerichten wegen Streitigkeiten zwischen Spielern und Verbänden aus. Mit dem Lizenzvertrag, geschlossen zwischen Spieler und Ligaverband, erhält der Fußballer die zur Benutzung der Vereinseinrichtung Bundesliga und 2. Bundesliga berechtigende Lizenz, sowie den Status des Lizenzspielers. Mit Abschluss des Lizenzvertrages erkennt der Spieler das Ligastatut, sowie die Entscheidungen und Maßnahmen von Organen oder Beauftragten des Ligaverbandes, insbesondere der DFL, als verbindlich geltend an. Er unterwirft sich der Vereinsgewalt des Ligaverbandes.

Zusammenfassend lässt sich sagen, dass die Verbände durch das Abschließen der beschriebenen Verträge mit den Spielern in der Lage sind, maßgeblich das Arbeitsverhältnis der Lizenzspieler zu beeinflussen[47].

---

[46] Küpperfahrenberg, S. 107.
[47] Ebd. S. 108- 109.

2. Psychische Störungen und Hochleitungssport

Gerissene Bänder, Sehnen und Muskeln, entzündetes Gewebe, Knochenbrüche, Ermüdungsfrakturen, Platzwunden und muskuläre Beschwerden sind in vielen Sportarten Teil des sportlichen Alltags. Man kann fast täglich über verletzungs- und krankheitsbedingte Ausfälle prominenter Athleten lesen. Spitzensportler befinden sich in einem fast nicht zu lösenden Konflikt. Körper und Psyche müssen bis an die Grenze des Machbaren belastet werden und zugleich ist die langfristige Erhaltung der Gesundheit absolute Vorrausetzung für eine lange erfolgreiche Karriere.[48] Hochleistungssportler bewegen sich also in einem Grenzbereich der menschlichen Leistungsfähigkeit.

Psychische Belastungen kommen im Leistungssport in einem besonders hohen Maß vor. Inhalt und Umfang von Trainingseinheiten können zu physischen aber auch psychischen Fehlbelastungen führen. Kommt es hier zu einer körperlichen Überforderung, können sich Minderwertigkeitsgefühle und resignative Verstimmungen einstellen. Auf Grund des hohen Konkurrenz- und Leistungsdrucks im Spitzensport kann es zu einem großen Stresspotential während dieser Reaktion kommen. Auch das häufige Auftreten von Verletzungen und verletzungsbedingten Ausfällen birgt in diesem Zusammenhang Gefahren für die psychische Gesundheit von Berufssportlern. Sie sind extrem von ihrer Gesundheit abhängig, sodass jede Verletzung einen Rückschritt in der Karriere bedeuten und im schlimmsten Fall zu einer Sportinvalidität führen kann und somit zu einer Beendigung des Berufes.

Weitere Stress auslösende Faktoren sind die ständige Beobachtung und Bewertung des Sportlers durch Trainer, Kampfrichter und Fans, sowie das große mediale Interesse. Es werden oft übertriebene Erwartungshaltungen, auch vom Sportler selbst, geschürt, die dann durch Bewertungen im Schulnotenformat oder Erhebung von Spieldaten mittels Computer kompromisslos zerschlagen werden. Für den Athleten dürfte es nichts Schlimmeres geben, als auf den Punkt topfit zu sein, dann aber nicht zu gewinnen.

Ebenfalls wirken, wie auch bei normalen Arbeitnehmern, psychosoziale Rahmenbedingungen. Private Nöte, familiäre Probleme, Beziehungsprobleme, aber auch Probleme mit der eigenen Sexualität bzw. Verleugnung dieser – Stichwort Homosexualität –

---

[48] Thiel, Ansgar/ Mayer, Jochen/ Digel, Helmut: Gesundheit im Spitzensport. Eine sozialwissenschaftliche Analyse, Schorndorf 2010, S. 7.

werden nicht einfach vor dem Gang auf den Trainingsplatz oder ins Stadion abgeschüttelt, sondern wirken auch dort nach und verbrauchen einen großen Teil der Energie, die der Athlet eigentlich braucht, um seine volle Leistung abrufen zu können.

Berufssportler stehen in vielerlei Hinsicht unter besonderen Belastungssituationen, die viele Gemeinsamkeiten mit denen eines „normalen Arbeitnehmers" besitzen, sich aber ebenso unterscheiden. Aber auch bei Profisportlern gilt, dass psychische Belastungen auf alle Mitarbeiter, in diesem Fall Mannschafts- oder Trainingskollegen gleichermaßen einwirken und daraus individuelle, unterschiedlich wahrgenommene Beanspruchungen entstehen. Die Langzeitfolgen dieser Beanspruchungen können auch hier schwere psychische Erkrankungen sein. Wie auch in der normalen Arbeitswelt kommt es zu Essstörungen, Suchterkrankungen wie Alkohohl- und Medikamentensucht, sowie immer häufiger zu Spielsucht, Angstzuständen, psychischen Erschöpfungssyndromen und Depressionen.

Es kann davon ausgegangen werden, dass psychische Erkrankungen im Hochleistungssport ähnlich weit verbreitet sind, wie in der Gesamtbevölkerung. Der Tennis- oder Fußballspieler ist demnach genauso gefährdet, wie der Busfahrer oder die Sekretärin.

2. 1 Psychische Erkrankungen im Profifußball

Viele Sportveranstaltungen finden in Deutschland vor Zuschauern statt. Den Spielen der ersten Fußball Bundesliga folgen jedoch jedes Wochenende durchschnittlich 42.000 Menschen in die Stadien[49]. Keine andere Sportart zieht Menschen in Deutschland so sehr in den Bann wie der Fußball und das nicht nur im Profibereich. Der DFB verzeichnete für das Jahr 2011 6. 749. 788 Mitglieder die sich auf 25. 727 Vereine aufteilen. Die Vereine stellten 171. 567 Mannschaften die an Ligabetrieben teilnahmen[50].

Auch im medialen Bereich nimmt der Fußball mittlerweile eine Sonderrolle ein. Die Konterfeis berühmter Fußballspieler zieren die Titelseiten der Boulevardblätter. Fußballprofis vermarkten exklusiv ihre Hochzeit mit einem Topmodel an einen privaten TV- Sender. Fußballspieler werden zu Modeikonen stilisiert. Der Preis dafür ist nicht gering: Profis müssen gravierende Einschnitte im Privatleben hinnehmen.

---

[49] Brand, Ralf: Sportpsychologie, Wiesbaden 2010, S. 105.
[50] http://www.dfb.de/index.php?id=11015 (Zugriff: 30.03.2012)

Die Profispieler sind für viele Menschen Idole, die finanziell in einem höchsten Maß abgesichert sind und sich, wenn überhaupt, nur wenig Sorgen machen müssen. Profifußballer sind die modernen Gladiatoren, die sich im bunten Fahnenmeer der Arena messen. Was aber, wenn der Fanblock nicht mehr farbenprächtig und bunt erscheint, sondern grau in grau? Spätestens in diesem Fall besteht ein akuter Handlungsbedarf.

Im Profifußball herrscht eine besondere Situation. Der Druck, der auf einer einzelnen Person im Fußballgeschäft lastet, ist nicht oder wenn nur bedingt mit der Situation eines normalen Arbeitnehmers zu vergleichen. Fußball ist geprägt von vielen positiven und negativen Emotionen. Auf dem Platz, wie auch auf den Rängen. Der Spieler unterliegt einer permanenten Angst sich zu verletzen und so den Anschluss an die Mannschaft, seinen Stammplatz oder auch seinen Arbeitsplatz zu verlieren.

Hinzu kommt der öffentliche und mediale Druck, beispielsweise bei einer mittelmäßigen bis schlechten Leistung von den Rängen ausgepfiffen und beschimpft zu werden oder im Fußballtalk im Fernsehen kritisiert und auf der Titelseite einer Boulevardzeitung als „Versager" tituliert zu werden. Heute gefeierter Held, morgen schon gefallener Engel.

In einem Interview mit der Zeitschrift Stern bringt es der ehemalige Sportpsychologe des VfL Bochum und derzeitiger Mentaltrainer der Nationalmannschaft von Österreich auf den Punkt: „Fußballprofis bewegen sich in einem Umfeld, in dem nur absolute Hochleistung zählt, und sie haben hohen Druck, dass sie ihren Arbeitsplatz verlieren, wenn sie nicht mehr ans Limit gehen. Man muss immer Gewinner sein, nur so kann man sich legitimieren"[51].

Auf der Jagd nach immer mehr Toren, Erfolgen, Verträgen, Zuschauern, TV- Übertragungen und Millionengagen[52] sind psychische Erkrankungen zu einem ständigen Wegbegleiter des „modernen Fußballs" geworden.

---

[51] http://www.stern.de/sport/fussball/depressionen-im-leistungssport-profis-bis-zur-selbstaufgabe-1521393.html
(Zugriff: 30.04.2012)
[52] http://www.nwzonline.de/Aktuelles/Sport/Nachrichten/NWZ/Artikel/2743420/Hoher-Druck-setzt-allen-zu.html (Zugriff 30.03.2012)

2. 2 Burnout und Profifußball

Das Burnout- Syndrom schien lange Zeit ein Phänomen in der modernen Arbeitswelt insbesondere in der Wirtschaftswelt zu sein. In diesem Zusammenhang war auch des Öfteren von einer Manager- Krankheit die Rede. Spätestens aber seit dem Tod von Torhüter Robert Enke ist deutlich geworden, dass psychische Erkrankungen auch im Bereich des Profifußballs angekommen sind. Dies ist insofern auch nicht verwunderlich, da Fußballprofis einem ständigen Leistungsdruck ausgesetzt sind und somit unter dauerhaftem Stress leiden.

Wird der Spieler dauerhaft durch diesen Umstand psychisch beansprucht, besteht ein erhöhtes Risiko von Burnout. Zudem ist der Anspruch an die eigene Leistung bei einem Fußballspieler in der Regel hoch ausgeprägt, was wiederum ein hohes Enttäuschungsrisiko birgt.

Burnout lässt sich als ein Zustand physischer und psychischer Erschöpfung beschreiben. Dies hat zu Folge, dass der Fußballprofi nicht mehr dazu in der Lage ist, seine Leistungsfähigkeit weder im Training noch in einem Spiel abzurufen. Dieser Prozess geht schleichend von statten. Anfangs kaum wahrnehmbar, bewirkt er in der Endphase einen rapiden Leistungsabfall bis hin zur Antriebslosigkeit und Selbstaufgabe. Der betroffene Sportler ist nicht mehr selbst in der Lage, diesen Zustand zu verändern. Während des Prozesses sinkt das eigene Selbstbewusstsein und Selbstwertgefühl immer mehr ab, mit fatalen Folgen für den Spieler[53]. Dabei ist zu beachten, dass es nicht die Symptome sind, die sich hier im Vergleich zu einem Burnout in der „normalen Arbeitswelt" unterscheiden, sondern die Art, Umfang und Intensität des auslösenden Faktors Stress.

---

[53] http://www.laganda.de/downloads/111006burnoutprophylaxesport.pdf (Zugriff: 30.03.2012)

29

2. 3 Depression im Profifußball

Bei Depressionen handelt es sich um eine organische Erkrankung. Sie unterscheidet sich nicht so wesentlich vom Meniskusabriss, wie man in der ruppigen Fußballwelt vielleicht denkt[54]. Depressionen sind eine Krankheit, die gut behandelbar ist und auf keinen Fall das Ende einer Fußballerkarriere bedeuten muss. Depressionen sind eine wahre Volkskrankheit und es sind Menschen aller sozialen Schichten und auch Berufsgruppen von ihr betroffen. Auch der Fußballprofi ist von ihr betroffen. Die Annahme, dass Depressionen im Spitzensport seltener vorkämen als im Bevölkerungsdurchschnitt, aufgrund eines Selektionsprozesses, bei dem labilere Athleten schon vorher durch ein Raster fallen, ist nicht zu halten. Dies wird auch durch eine Studie des Instituts für Sportwissenschaften an der Universität Tübingen belegt. Dabei wurde aufgezeigt, dass sich jeder zweite befragte Leistungssportler durch die extremen Anforderungen immer wieder ausgebrannt und kraftlos fühle. Fast ein Drittel der befragten Sportler leide unter Schlafstörungen, jeder fünfte klagte sogar über gelegentliche Depressionen[55].

Ursachen für das Auftreten von Depressionen im Profifußball gibt es neben körperlicher Dauerbelastung, Druck und Stress viele. Der Ausbruch von Depressionen im Profifußball zu einem ganz bestimmten Zeitpunkt kann mit der „Theorie der erlernten Hilflosigkeit erklärt werden. Die Theorie besagt, dass wenn jemand eine Situation als nicht kontrollierbar wahrnimmt, er erwartet, dass sie auch in Zukunft nicht kontrollierbar ist. Es kommt zum emotionalen Defizit (Hilflosigkeit), zu einem motivationalen Defizit (die Eigeninitiative nimmt ab) und zu einem kognitiven Defizit (Kontrollmöglichkeiten werden kaum oder nicht erkannt).

Für den Fußballspieler bedeutet das beispielsweise: Der Spieler steht unter dem Druck bzw. unter Stress, zu einem bestimmten Punkt fit zu sein, also seine Leistung zu 100 Prozent abrufen zu können. Es kommt aber immer wieder etwas dazwischen, sodass es dem Fußballer nicht möglich ist, sein Potential zu zeigen bzw. es ausschöpfen zu können. Entweder reißt er sich kurz zuvor die Bänder oder er wird vom Trainer zusammengestaucht. Ein anderes Mal verlässt ihn seine Lebenspartnerin und ein privates Problem hemmt ihn bei seiner Berufsausübung. Die Liste möglicher Faktoren und Situationen, mit denen

---

[54] Biermann, Christoph u.a.: „Er hielt es nicht mehr aus", in: Der Spiegel, Nr. 47, 16.11.2009, S. 150.
[55] http://www.zeit.de/sport/2009-11/depression-sport (Zugriff: 30.03.2012)

Profifußballer konfrontiert werden, ist lang. Festzuhalten ist, dass der Spieler sich schließlich hilflos gegenüber der Situation fühlt[56].

Auch wird vermutet, dass die enge Lebensstruktur eines Profifußballspielers das Potential besitzt, Depressionen auszulösen. Kinder werden mit vier, fünf, höchstens sechs Jahren bereits im Verein angemeldet. Besitzen sie Talent, kommen sie noch vor der Pubertät in einen Leistungskader und in ein Sportinternat. So fehlt den jungen Spielern häufig der familiäre Rückhalt und sie werden ein Stück weit mit ihren Ängsten, Sorgen und Leiden allein gelassen. Die ersten Anzeichen von Depressionen lassen sich bereits während der Pubertät oder kurz danach feststellen. Bereits in den Jugendjahren wird dem späteren Profi seitens des Trainers und auch der Vereine vorgeschrieben, was wann wo wie und mit wem gemacht wird. Es herrscht eine Hauch von militärischem Drill. Der Spieler nimmt das in Kauf für die Erwartung von Geld und Ruhm. Aber nicht jeder hält das durch[57].

2. 4 Tabuisierung psychischer Erkrankungen im Profifußball

Heute ist eine Tabuisierung psychischer Erkrankungen in der Arbeitswelt gerade im Bereich der Hochleistungskulturen festzustellen. In leistungs- und damit oft konkurrenzorientierten Organisationskulturen laufen Beschäftigte Gefahr, sozial ausgegrenzt zu werden, sobald sie die Grenzen ihrer psychischen Belastbarkeit ansprechen. Ein solches Eingeständnis kann leicht als Zeichen der eigenen Schwäche bzw. einer unzureichenden Belastungsresistenz ausgelegt werden. Die Tabuisierung dieser Belastungen lässt sich als ein angstbesetztes Abwehrverhalten erklären. Als bedrohlich erlebte Themen wie die eigene psychische Belastung oder Erkrankung, werden betriebsöffentlich nicht zur Sprache gebracht, da die Beschäftigten versuchen, mögliche negative Konsequenzen zu vermeiden. Psychische Erkrankungen werden aus Angst tabuisiert, nicht mehr mithalten zu können bzw. als leistungsschwaches Organisationsmitglied aufzufallen. [58]

---

[56] Gilbert, Cathrin/ Grossekathöfer, Maik: Wenn der Wasserhahn tropft, in: Der Spiegel, Nr. 7 13.02.2012, S. 131.
[57] Gilbert, Cathrin/ Grossekathöfer, Maik: Diese ungeheure Angst, in: der Spiegel, Nr. 31, 01.08.2011, S. 114.
[58]Becke, Guido/ Behrens, Miriam/ Bleses, Peter/ Schmidt, Sandra: Schattenseiten betrieblicher Hochleistungskulturen. Gefährdung der Innovationsfähigkeit von IT- Service- Unternehemen, in: Becke, Guido/Klatt, Rüdiger/Schmidt, Burkhard/ Stieler- Lorenz, Brigitte/ Uske, Hans (Hg.): Innovation durch Prävention. Gesundheitsförderliche Gestaltung von Wissensarbeit (Forschung aktuell 1), Bremerhaven, 2010, S. 79

Geht man beim Profifußball von einer Hochleistungskultur bzw. einer leistungs- und konkurrenzorientierten Organisationskultur aus, so lässt sich das beschriebene Konstrukt passgenau auf den Profifußball übertragen.

Fußball ist ein Männersport und der Spieler darf keine Schwäche zeigen. An diesem Klischee ist viel dran. Der Leistungssport und insbesondere der Fußball lässt wenig Raum für Schwächen[59]. Dies zeigt unter anderem der Fall Andreas Biermann. Biermann machte kurz nach dem Selbstmord von Robert Enke seine Depression öffentlich bekannt und begab sich in eine stationäre Behandlung. Nach Auslaufen seines Vertrages beim FC St. Pauli fand Biermann keine Anstellung mehr im Profifußball. Biermann ist heute der Meinung, dass er sich niemals hätte outen dürfen. Gerade im Profifußball kommt Depression einer Stigmatisierung gleich und bedeutet nichts anderes Schwäche.

Anders als mit Depressionen verhält es sich mit dem Burnout Syndrom. Das Wort Burnout ist längst nicht so negativ belegt. Steht es doch dafür, dass hier einer etwas geleistet hat, dass einer über alle Maße geschuftet hat, ohne Rücksicht auf die Grenzen des körperlichen und seelischen Zulässigen[60]. Miller und Rangnick führen die immer länger werdende Liste von prominenten Akteuren aus dem Profifußball an, die sich zu Burnout oder zumindest zu einem psychisch- mentalen Erschöpfungssyndrom öffentlich bekannt haben. Selbst Oliver Kahn, zu aktiver Zeit Titan genannt und Inbegriff eines Helden im Männersport Fußball, bekennt sich in seinem Buch „Ich. Erfolg kommt von innen." zu einem Burnout. Inwieweit das Burnout- Syndrom im Profifußball dazu benutzt wird, um die eigentliche Krankheit Depression zu verbergen, kann jedoch nur vermutet werden. Aber die Vermutung liegt nahe.

Begründet werden könnte die Vermutung mit der Theorie der Krankheitsverleugnung von Hermann Kocyba und Stephan Voswinkel. Krankheitsverleugnung bedeutet dabei, dass Krankheiten ignoriert bzw. Erkrankte diskriminiert werden. In der Folge kommt es dabei zu Formen der Entdramatisierung und Verharmlosung von bestimmten Krankheiten[61].

---

[59] http://www.spiegel.de/sport/fußball/0,1518,660945,00.html (Zugriff: 27.03.2012)
[60] http://www.tagesspiegel.de/sport/depressionen-und-burnout-syndrom-verletzt-an-der-seele/4657140.html (Zugriff: 29.03.2012)
[61] Becke/ Behrens / Bleses / Schmidt, S. 84.

3. Zusammenfassung

Nicht nur nach dem Verständnis von Verbänden und Vereinen, sowie Spielervereinigungen sind Profifußballer als Arbeitnehmer anzusehen, auch die geltende Rechtssprechung gesteht dem Profispieler den Arbeitnehmerstatus zu. Die sich rasant verändernde Arbeitswelt mit ihren Eigenschaften der Globalisierung, Beschleunigung und Flexibilität betrifft auch den Arbeitnehmer Fußballspieler. Die Zeitgeister der modernen Arbeitswelt Stress und Druck erfassen auch den Profispieler in vollem Umfang und in einem deutlich höheren Maß als den „normalen" Arbeitnehmer. An einem vergebenen Elfmeter können heute Millionenbeträge hängen und eine Rote Karte zum falschen Zeitpunkt den Abstieg bedeuten und für Dutzende im Verein die Arbeitslosigkeit. So empfindet ein Spieler am Ende dasselbe, was jeden Arbeitnehmer umtreibt: Die Angst um den Job, um das Auskommen, die öffentliche Anerkennung und sein individuelles Quantum Macht. Mit dem kleinen aber entscheidenden Unterschied, dass sich die Wahrnehmung des Spielers je nach Erfolg von Woche zu Woche verändert[62]. Somit gilt die allgemeine Wahrnehmung vom glücklichen Fußballspiel längst nicht mehr.

Hochleistungssportler und somit auch der Lizenzspieler im Profifußball bewegen sich am Limit der physischen und psychischen Leistungsfähigkeit. Wie in anderen Berufsgruppen, treten ebenso im Profifußball psychische Erkrankungen auf. Die Ursachen dafür können neben dem enormen Konkurrenz- und Leistungsdruck innerhalb des Profifußballs auch die von Kindheit auferlegte, eng gestaltete Lebensführung sein und die Hilflosigkeit des Spielers gegenüber immer neuen Verletzungen und persönlichen Schicksalsschlägen. Ebenfalls berücksichtigt werden muss der öffentliche und mediale Druck, dem der Profispieler sieben Tage die Woche und rund um die Uhr ausgesetzt ist.

Psychische Erkrankungen im Profifußball, wie Depressionen, treten gegenüber der normalen Gesellschaft weder häufiger noch weniger auf. Allein die Besonderheiten der Arbeitswelt Profifußball sind hier als Unterschied gegenüber der „Normalarbeitswelt" zu nennen. Anders als psychische Erkrankungen in der Allgemeinbevölkerung, die deutlicher enttabuisiert sind, wird über psychische Erkrankungen im Profifußball immer noch kaum gesprochen[63]. Es herrscht die Angst vor, als psychisch krank gebrandmarkt zu werden und es herrscht, wie

---

[62] Gieselmann, Dirk/ Jürgens, Tim/Raack, Alexander: Druck, in: 11 Freunde, Nr. 101, April 2010, S. 30.
[63] http://www.aerztezeitung.de/medizin/krankheiten/neuropsychatirsche_krankheiten/article/
630936/depressionen-sportler-unterschaetzt.html (Zugriff: 30.03.2012)

auch damals bei Robert Enke, die Angst, seinen Beruf nach einem Bekanntwerden der Erkrankung nicht mehr ausüben zu können.

Auch ein Blick in die Wissenschaft und die wissenschaftliche Literatur lässt vermuten, dass psychische Leiden, insbesondere Depressionen, im Hochleistungssport noch nicht so recht in den Fokus der Wahrnehmung gerückt sind. So wird sich vermehrt mit der weiteren Leistungsoptimierung von Athleten beschäftigt und in Bezug auf die Gesundheit der Leistungssportler stehen weiterhin die Diagnostik, Behandlung und Rehabilitation von Sportverletzungen im Vordergrund.

„Fußball ist nicht alles", war der zentrale Satz von Theo Zwanziger in der Trauerrede für Robert Enke. Vieles sollte sich nach dem Suizid des Nationaltorhüters ändern. Mehr Menschlichkeit, mehr Offenheit für Tabuthemen und weniger Druck auf die Spieler wurde gefordert. Ein Blick in die Sportberichterstattung zeigt jedoch, dass sich am medialen Druck wenig geändert hat. Medien, Vereine, Berater, Fans – sie alle zerren an den Fußballprofis. Offenheit gegenüber dem Thema Depression im Sport hat sich auch nach wie vor nicht durchgesetzt. Abseits des Platzes und des medialen bzw. öffentlichen Interesses sind aber durchaus erste Ergebnisse erzielt worden[64]. So wurde die Robert Enke Stiftung durch den Ligaverband, den DFB und Hannover 96 ins Leben gerufen. Zweck der Stiftung ist die Förderung von Maßnahmen und Einrichtungen, die der Aufklärung über die Krankheit Depression bzw. Kinder-Herzkrankheiten und/oder der Erforschung oder Behandlung dieser Krankheiten dienen.

Der Stiftungszweck soll insbesondere verwirklicht werden durch:

- Förderung von Studien, Projekten und anderen Maßnahmen, die sich mit der Krankheit Depression sowie Kinder-Herzkrankheiten beschäftigen.
- Förderung und Durchführung von Veranstaltungen und Vorhaben wie etwa Tagungen, Symposien, Diskussionen, Vorträgen, Seminaren etc. über die vorgenannten Krankheiten oder die Vergabe von Förderpreisen.
- Unterstützung von Einrichtungen, die den vorgenannten Aufgaben dienen[65].

An der deutschen Sporthochschule in Köln wurde die Koordinationsstelle „MentalGestärkt" gegründet. Ziel des Netzwerkes ist es, zum einen psychische Gesundheit im Leistungssport

---

[64] http://www.dradio.de/dlf/sendungen/sport/1603153 (Zugriff: 30.03.2012)
[65] http://www.robert-enke-stiftung.de/stiftungszweck.html (Zugriff: 30.03.2012)

zu erhalten und zu fördern. Zum zweiten besteht ein Anliegen von „MentalGestärkt" darin, psychische Probleme, wie beispielsweise übermäßiger Stress, Depressionen oder Burnout im Profifußball zu verhindern, frühzeitig zu erkennen und Ansprechpartner für die richtige Behandlung zu geben[66].

Die Deutsche Gesellschaft für Psychiatrie, Psychotherapie und Nervenheilkunde (DGPPN) gründete 2010 das Referat „Sportpsychiatrie und -psychotherapie". Hintergrund ist, dass die deutsche Psychiatrie und Psychotherapie sich in den letzten Jahrzehnten kaum mit psychischen Erkrankungen bei Leistungssportlern beschäftigt hat[67].

Man hat einen richtigen Weg eingeschlagen, aber es ist noch eine Menge zu tun. Dies gilt insbesondere für die Tabuisierung von psychischen Krankheiten im Profifußball. Mehr Verständnis, mehr Menschlichkeit auf dem Fußballplatz! Eine einfache Forderung als Reaktion auf ein komplexes Problem.

---

[66] http://www.mentalgestaerkt.de/ (Zugriff: 30.03.2012)
[67] http://www.dgppn.de/dgppn/struktur/referate/sportpsychiatrie.html (Zugriff 30.03.2012)

Literaturverzeichnis

Beblo, Thomas/ Lautenbacher, Stefan: Neuropsychologie der Depression (Fortschritte der Neuropsychologie 6), Göttingen 2006.

Becke, Guido/ Behrens, Miriam/ Bleses, Peter/ Schmidt, Sandra: Schattenseiten betrieblicher Hochleistungskulturen. Gefährdung der Innovationsfähigkeit von IT- Service-Unternehemen, in: Becke, Guido/Klatt, Rüdiger/Schmidt, Burkhard/ Stieler- Lorenz, Brigitte/ Uske, Hans (Hg.): Innovation durch Prävention. Gesundheitsförderliche Gestaltung von Wissensarbeit (Forschung aktuell 1), Bremerhaven, 2010.

Biermann, Christoph u.a.: „Er hielt es nicht mehr aus", in: Der Spiegel, Nr. 47, 16.11.2009.

Brand, Ralf: Sportpsychologie, Wiesbaden 2010.

Demerouti, Evangelia: Burnout. Eine Folge konkreter Arbeitsbedingungen bei Dienstleistungs- und Produktionstätigkeiten, Frankfurt am Main 1999.

Dettmer, Markus/ Tietz, Janko: Jetzt mal langsam, in: Der Spiegel, Nr. 30, 25.07.2011.

Dragano, Nico: Arbeit, Stress und krankheitsbedingte Frührenten. Zusammenhänge aus theoretischer und empirischer Sicht, Wiesbaden 2007.

Ducki, Antje: Stress und Ressourcenmanagement, in: Busch, Christine/ Roscher, Susanne/ Ducki, Antje/ Kalytta, Tanja (Hg.): Stressmanagement für Teams in Service, Gewerbe und Produktion- ein ressourcenorientiertes Trainingsmanual, Heidelberg 2009.

Gatterburg, Angela: Ich verliere mein Selbst, in: Der Spiegel Wissen, Nr. 1 2001.

Gilbert, Cathrin/ Grossekathöfer, Maik: Diese ungeheure Angst, in: der Spiegel, Nr. 31, 01.08.2011.

Gilbert, Cathrin/ Grossekathöfer, Maik: Wenn der Wasserhahn tropft, in: Der Spiegel, Nr. 7 13.02.2012.

Gieselmann, Dirk/ Jürgens, Tim/Raack, Alexander: Druck, in: 11 Freunde, Nr. 101, April 2010.

Küpperfahrenberg, Peter: Die arbeitsrechtliche Stellung von Spielern und Trainern im Lizenzfußball (Arbeitsrechtliche Forschungsergebnisse 44), Hamburg 2004.

Menke, Johan- Michel: Profisportler zwischen Arbeitsrecht und Unternehmertum. Ein Beitrag zum Arbeitnehmerbegriff am Beispiel des Berufsfußballers (Arbeitsrechtliche Forschungsergebnisse 79), Hamburg 2006.

Nawrath, Carola: Psychische Belastungen und Beanspruchungen, in: Bundesverband der Unfallkassen (Hg.): Psychische Belastungen am Arbeits- und Ausbildungsplatz – ein Handbuch. Phänomene, Ursachen, Prävention, München 2005.

Nawrath, Carola: Burnout, in: Bundesverband der Unfallkassen (Hg.): Psychische Belastungen am Arbeits- und Ausbildungsplatz – ein Handbuch. Phänomene, Ursachen, Prävention, München 2005.

Payk, Theo R.: Depression, München 2010.

Richter, Peter/ Hacker, Winfried: Belastung und Beanspruchung. Streß, Ermüdung und Burnout im Arbeitsleben, Heidelberg, 1998.

Robben, Claudia: Was ist Stress?, in Barmer GEK (Hg.): Kein Stress mit dem Stress. Ein kleiner Ratgeber zum richtigen Umgang mit Stresssituationen, Wuppertal, 2011.

Schütz, Markus: Rechtliche Folgen der Verletzung vertraglicher Pflichten durch Lizenzfußballspieler (Europäische Hochschulschriften 5147), Frankfurt am Main, 2011.

Thiel, Ansgar/ Mayer, Jochen/ Digel, Helmut: Gesundheit im Spitzensport. Eine sozialwissenschaftliche Analyse, Schorndorf 2010.

Walgenbach, Heike: Stress, in: Bundesverband der Unfallkassen (Hg.): Psychische Belastungen am Arbeits- und Ausbildungsplatz – ein Handbuch. Phänomene, Ursachen, Prävention, München 2005.

Internetquellen

BARMER GEK: www.barmer-gek.de

Bundespsychotherapeutenkammen: www.bptk.de

Bundesverband Deutscher Psychologinnen und Psychologen: www.bdp-verband.de

Bundesanstalt für Arbeitsschutz und Arbeitsmedizin: www.baua.de

Der Stern: www.stern.de

Der Tagesspiegel: www.tagesspiegel.de

Deutscher Fußball Bund: www.dfb.de

Die Deutsche Gesellschaft für Psychiatrie, Psychotherapie und Nervenheilkunde: www.dgppn.de

Die Zeit: www.zeit.de

Ergonassist: www.ergonassist.de

ERGO Versicherungsgruppe: www.ergo-online.de

Laganda: www.laganda.de

Netzwerk MentalGestärkt: www.mentalgestaerkt.de
Nordwestzeitung: www.nwzonline.de

Robert Enke- Stiftung: www.robert-enke-stiftung.de

Robert Koch- Institut: www.rki.de

Sportrecht.org: www.sportrecht.org